BEI GRIN MACHT SICH IHR
WISSEN BEZAHLT

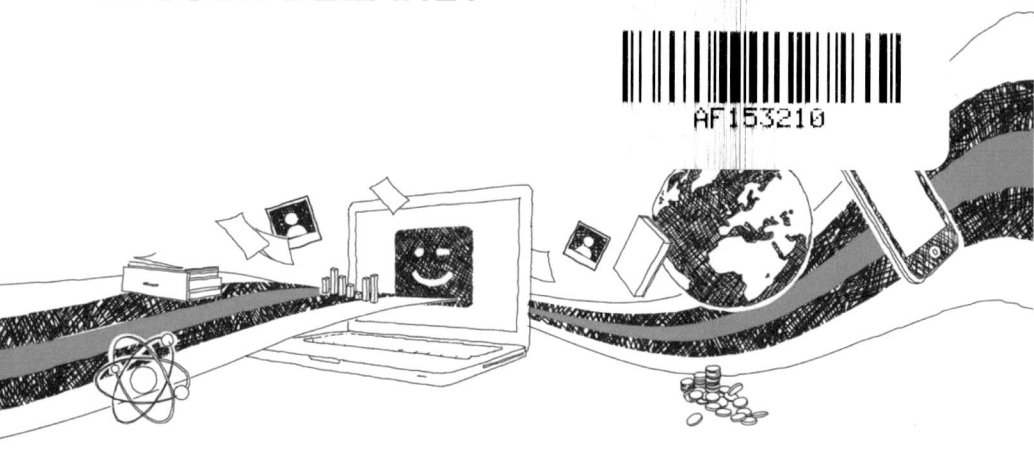

AF153210

- Wir veröffentlichen Ihre Hausarbeit,
  Bachelor- und Masterarbeit

- Ihr eigenes eBook und Buch -
  weltweit in allen wichtigen Shops

- Verdienen Sie an jedem Verkauf

Jetzt bei www.GRIN.com hochladen
und kostenlos publizieren

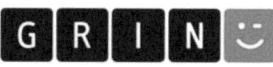

Ernährungspsychologie. Die Durchführung einer Ernährungsberatung unter Einbezug des GROW-Modells

Carolin Mähser

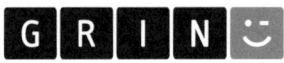

Bibliografische Information der Deutschen Nationalbibliothek:

Die Deutsche Nationalbibliothek verzeichnet diese Publikation in der Deutschen Nationalbibliografie; detaillierte bibliografische Daten sind im Internet über http://dnb.d-nb.de abrufbar.

ISBN: 9783346957597
Dieses Buch ist auch als E-Book erhältlich.

Druck und Bindung: Books on Demand GmbH, Norderstedt Germany
Gedruckt auf säurefreiem Papier aus verantwortungsvollen Quellen

Das vorliegende Werk wurde sorgfältig erarbeitet. Dennoch übernehmen Autoren und Verlag für die Richtigkeit von Angaben, Hinweisen, Links und Ratschlägen sowie eventuelle Druckfehler keine Haftung.

Das Buch bei GRIN: https://www.grin.com/document/1405600

Deutsche Hochschule für
Prävention und
Gesundheitsmanagement

Hausarbeit

Name, Vorname	Mähser, Carolin
Studiengang	BEB
Studienmodul	Ernährungspsychologie
Datum Präsenzphase (siehe Ergebnisdokumentation)	19.04.22-21.04.22
Aufgabe	Durchführung einer Ernährungsberatung unter Einbezug des GROW-Modells

Inhaltsverzeichnis

1 Einleitung

In der folgenden Tabelle finden sich die allgemeinen und biometrischen Informationen zur Klientin Frau H., welche im Eingangsgespräch und durch die Anamnese gesammelt wurden.

Tab. 1: Charakterisierung der Klientin (Frau H.) (eigene Darstellung)

Alter	20 Jahre
Geschlecht	Weiblich
Körpergröße	160 cm
Gewicht	59,2 kg
BMI	23,1
Muskelmasse	27,8 % bzw. 16,46 kg
Körperfett	34,1 % bzw. 20,19 kg
Soziale Situation	Ledig, lebt bei ihren Eltern
Berufliche Situation	Ausbildung zur Physiotherapeutin
Persönlichkeitsprofil	Ausreichend Schlaf (ca. 8-9 Stunden); Alltag besteht überwiegend aus Arbeit/Ausbildung und Sport; gehört zur Gruppe der ernährungsbewussten Anspruchsvollen
Risikoprofil	Fisch- und Haselnussallergie; neigt dazu bei Stress etwas Süßes zu essen; unregelmäßiges bzw. unausgeglichenes Essverhalten (eine Woche zu viel, die nächste zu wenig); trinkt zu wenig
Sportliche Aktivitäten	3-mal pro Woche ca. 1,5 Stunden Training im Fitnessstudio

Ausgangssituation:

Die Entwicklung von Frau H. zeigte sich bereits in den letzten Jahren sehr gut, seit sie mit dem Krafttraining anfing und sich Informationen über eine gesunde Ernährungsweise einholte. Durch die Abnahme von einigen Kilogramm, sowie Verlust von Körperfett und den Zuwachs an Muskelmasse, befindet sich Frau H. auf dem richtigen Weg. Jedoch ist sie mit ihrer jetzigen Situation noch nicht ganz zufrieden. Sie möchte noch mehr Muskelmasse aufbauen, vor allem in ihrer Bein- und Po-Muskulatur, sowie überschüssiges Fett in den Armen loswerden. Ebenso möchte sie priorisiert ihren Oberkörper stärken, da dieser in ihrem Beruf als Physiotherapeutin überwiegend beansprucht wird. Bezüglich ihrem Ernährungsverhalten verfügt Frau H. bereits über einen erweiterten Wissensstand, sie ist sich darüber bewusst, was von Vor- und Nachteil für sie ist. Jedoch fiel ihr bisher die Umsetzung dessen nicht ganz so leicht, weshalb sie frustriert ist und das Gefühl hat zu stagnieren. Folglich hat ihre Motivation in diesem Bereich nachgelassen.

2 Beratungsprozess

2.1 Das GROW-Modell

Die richtigen Fragen in der richtigen Reihenfolge zu stellen, sind der Schlüssel zu einer optimalen Kommunikation („Das GROW – Coaching Modell", 2020). Und genau dies wird durch die Anwendung des GROW-Modells ermöglicht. Besagtes Modell wurde Anfang der 90er Jahre (1997) von John Whitmore entwickelt und stellt eine nützliche Methode zur Erreichung von Zielen dar. Gerade bei Beratungsgesprächen dient das GROW-Modell als praktisches Instrument zur erfolgreichen Zielfindung. Es ist ein vier-Schritte-Plan, der durch die Erreichung eines Ziels oder einer Problemlösung die Selbstwirksamkeit des Klienten stärkt und ihn auf seiner persönlichen und beruflichen Ebene wachsen lässt („GROW-Modell | Definition und Erklärung", o. J.). Die Gliederung erfolgt nach den vier Stufen „Goal", „Reality", „Options" und „What". Zusätzlich wird der fünfte Schritt „Gap" ergänzt.

Gestartet wird mit der Frage nach dem Ziel (G für „Goal"), beziehungsweise der Festlegung und Definition von kurz-, mittel- oder langfristigen Zielen. Dabei zu beachten ist eine gewisse Konkretisierung, sowie eine positive Formulierung und die Gegebenheit das Ziel in eigener Verantwortung erreichen zu können. Ebenso sollte die Formulierung motivierend sein und keine Widersprüchlichkeit beinhalten („GROW-Modell | Definition und Erklärung", o. J.). Mögliche Fragen für den Klienten wären hier: Was möchten Sie genau erreichen? Bis wann möchten Sie Ihr Ziel erreichen? Wozu möchten Sie Ihr Ziel erreichen? Hilfreiche Methoden um bei diesem Schritt voranzukommen wären beispielsweise die SMART-Technik oder die Wunderfrage.

Weiter geht es mit dem Realitäts-Check (R für „Reality"), bei welchem die aktuelle Situation analysiert wird. Hier stellt das wichtigste Kriterium die Objektivität des Beraters dar, um die gegenwärtige Situation erfolgreich untersuchen zu können („Das GROW – Coaching Modell", 2020). Man betrachtet zunächst den Ausgangspunkt, an dem man sich in Relation zum Ziel befindet. Der nächste Fokus liegt auf den Hindernissen. Diese sind üblicherweise in der Person selbst, in ihrer Umgebung oder in fehlenden Ressourcen zu finden („GROW", 2021). Beispielhafte Fragen an den Klienten wären hier: Wie sieht zur Zeit Ihr Verhalten/Zustand aus? Was hat Ihr Verhalten erleichtert/gehemmt? Wie erklären Sie sich Ihr Verhalten? Unterstützend wirken dabei die Methoden der Verhaltensanalyse (SORKC-Modell) oder auch ein Gesundheits-Check.

Anschließend kommt es zum Thema Optionen (O für „Options"), Lösungsansätze und alternative Handlungsmöglichkeiten. Nun werden im fortlaufenden Prozess die Handlungs- und Entscheidungsmöglichkeiten gesammelt („GROW-Modell | Definition und Erklärung", o. J.). Dabei ist es dem Berater untersagt jegliche Vorschläge oder Ideen einzubringen. Die Entwicklung von möglichen Optionen geht eigenständig vom Klienten aus. Hier gilt das Prinzip Hilfe zur Selbsthilfe. So besteht die Aufgabe des Beraters darin, den Klienten bei der Findung so vieler Lösungsansätze und Ideen wie möglich zu unterstützen und ihn zu motivieren („GROW-Modell | Definition und Erklärung", o. J.). Noch liegt der Fokus nicht auf Komplettierung oder Präferenzen, sondern auf dem kreativen Aspekt. In diesem Fall gilt Quantität über Qualität. Folglich werden zunächst möglichst viele Optionen gesammelt und festgehalten, auch wenn sie noch so irrational und unsinnig scheinen. Diese Liste dient als Ideenpool zur Auswahl im nächsten und letzten Schritt („Das GROW – Coaching Modell", 2020). An dieser Stelle kann der Berater folgende Fragen nutzen: Welche Lösungen gibt es? Was wäre ein erster kleiner Schritt? Was würden Sie jemand anderem in der Situation empfehlen? Was wäre wenn…? Gekoppelt werden kann dies mit Methoden wie Brainstorming-Techniken oder Rollenwechsel.

Abschließend besteht der Sinn der finalen Phase darin, von einer Diskussion zu einer Entscheidung, unter Nutzung der Ergebnisse der vorangegangenen Phasen, zu gelangen („Das GROW – Coaching Modell", 2020). Hier steht vor allem die Willenskraft (W für

„What") des Klienten im Vordergrund, welche zur Umsetzung der Wege zum Ziel erforderlich ist. Der Berater muss dem Klienten also helfen, jegliche Hürden, die auftreten können, zu überwinden. Dies geschieht indem man die Hindernisse ausführlich diskutiert und ausmacht, welche Ressourcen dafür benötigt werden und wie die zukünftige Unterstützung dabei aussehen wird („Das GROW – Coaching Modell", 2020). Auch wieder wichtig bei dieser Vorgehensweise ist: der Klient ist der Macher und Eigentümer seiner Entscheidungen, nicht der Berater. Dieser wirkt dabei nur unterstützend („Das GROW – Coaching Modell", 2020). Außerdem wird an dieser Stelle der persönliche Wille des Klienten, das Ziel erreichen zu wollen, beurteilt, nicht, mit welcher Wahrscheinlichkeit ein Ereignis eintritt („GROW-Modell | Definition und Erklärung", o. J.). Folgende Fragen kann der Berater an den Klienten dabei stellen: Was werden Sie tun? Auf welche Hindernisse werden Sie stoßen? Wie sicher sind Sie sich, dass Sie es tun werden? Zu diesem Zeitpunkt können die Identifikation von Barrieren oder Risikosituationen, sowie die Anwendung von psychologischen Strategien des kognitiven Verhaltenstrainings als hilfreiche Methoden fungieren.

Ergänzend zu den vorangegangenen vier Schritten, existiert die fünfte Stufe „Gap", welche als Reevaluation dient. Denn nicht immer ist gewährleistet, dass der Klient das neue Verhalten auch tatsächlich erfolgreich durchführt. Hier werden die Prozessziele, sowie das Endziel hinsichtlich des bereits eingetretenen Fortschritts nochmals bewertet. Im Fokus liegt also die Überprüfung der Zielabweichung (Fuchshuber, 2009). Es wird analysiert wieso der Klient seine Ziele eventuell nicht erreichen konnte oder inwieweit er von diesen abgewichen ist. Um die Motivation aufrechtzuhalten werden zu diesem Zeitpunkt gegebenenfalls neue erreichbarere Ziele definiert. Nützliche Fragen zur Zielabweichung wären: Ist das Ziel zu hoch gesteckt? Waren die Kenntnisse und Fertigkeiten noch nicht ausreichend? Wie kann der Klient sich besser motivieren?

2.2 Stufe 1: Goal

Zu Beginn des Beratungsgesprächs geht es in erster Linie darum den Klienten besser kennenzulernen. Es steht zur Aufgabe die Beweggründe des Klienten zu erforschen und daraus resultierend Ziele festzulegen und zu definieren. Ein überaus nützliches Werkzeug für diesen Anfang stellt die SMART-Technik dar. Als fünf-stufige Strategie erleichtert sie es realistische Ziele adäquat zu formulieren und auch zu erreichen. Basierend auf der Formel sollen diese Ziele spezifisch, messbar, attraktiv, realistisch und terminiert sein, also abgekürzt SMART. Mit dieser Methode als Orientierung gelang eine strukturierte Festlegung von Zielen für die Klientin Frau H. Unterstützend wurde ebenfalls mit simplen aber effektiven Fragestellungen gearbeitet. Auf die Frage was Frau H. genau erreichen möchte, kam die Antwort, dass sie gerne noch mehr Muskelmasse aufbauen würde und gleichzeitig überschüssiges Fett verlieren möchte. Um diese Antwort mit der SMART-Formel messbar zu gestalten, wurde ein definiertes Ziel von 1-2 kg Muskelmassezuwachs und eine 1-2-prozentige Abnahme des Fettanteils gewählt. Der Grund, wozu die Klientin dieses Ziel erreichen möchte, wurde ebenfalls erfragt und notiert. Frau H. geht es darum sich allgemein wohler in ihrer Haut zu fühlen, sowie auch eine gesündere Lebensweise zu entwickeln. Ebenso benötigt sie die erwünschte Muskelkraft um voll leistungsfähig in ihrem späteren Beruf als Physiotherapeutin zu sein. Des Weiteren ist es von Bedeutung zu erfragen bis wann das Ziel erreicht werden soll. Hier gab die Klientin an, dass ihre Schwester Anfang Juni heiraten wird und sie gerne bis zu diesem Zeitpunkt ihr erstes Ziel erreichen möchte, damit sie sich an diesem besonderen Tag wohl fühlt. Folglich steht ihr Ziel für den Sommer 2022, genauer den 04.06. fest.

2.3 Stufe 2: Reality

a) Im weiteren Verlauf des Beratungsprozesses ist es auch wichtig den momentanen Zustand der Klientin zu erfassen. Bei dieser Stufe gab Frau H. an, dass sie derzeit regelmäßig das Fitnessstudio besucht (ca. drei-Mal pro Woche) und sich bereits ausgewogen ernährt. Ebenso kam als Rückmeldung auf die vorher gestellte Frage, wie ihr Verhalten zu Zeit aussieht, dass sie sehr unregelmäßig Nahrung zu sich nimmt. An manchen Tagen isst sie zu viel, an anderen zu wenig. Folglich besteht keine klare Struktur in ihrem Essverhalten. Des Weiteren neigt die Klientin dazu, nach oder während eines stressigen Tages Süßigkeiten zu konsumieren, beispielsweise zu Schokolade zu greifen. Ebenso hat sie Schwierigkeiten ihren Flüssigkeitsbedarf ausreichend zu decken, da sie oft vergisst genug zu trinken. Auf die Frage was sie denn bereits für ihr Ziel getan hat, antwortete Frau H., dass sie sich schon einiges an Fachwissen angeeignet hat. Sie ist sich darüber hinaus auch selbst bewusst, dass ihr Verhalten nicht optimal ist, dennoch scheitert sie an der Umsetzung eines Besseren. Um herauszufinden woran dies liegen könnte, wurde die Frage „Was hat Ihr Verhalten gehemmt?" gestellt. Daraufhin gab Frau H. an, dass es vermutlich auf ihr fehlendes Durchhaltevermögen zurückzuführen ist, da sie vorher noch kein wirklich klar definiertes Ziel vor Augen hatte und somit auch keine richtige Motivation.

b) Die Verhaltensanalyse ist ein Schema zur Ordnung aller Faktoren, die ein Verhalten beeinflussen. Im Falle der Klientin Frau H. ist das betroffene problematische Essverhalten das Naschen bei Stress. Anhand des SORKC Schemas lässt sich dieses gut tabellarisch darstellen.

Tab. 2: Verhaltensanalyse nach dem SORKC Schema bei Frau H. (eigene Darstellung)

S: Stimulus (Situation)	Schokolade im Kühlschrank während/nach stressigem Tag
O: Organismus (kognitive Bedingungen)	„Ich kann nicht widerstehen" „Ich muss mir etwas gönnen"
R: Reaktion	Handlung: Schokolade wird gegessen Körperlich: Atmung verlangsamt sich, Muskeln entspannen sich Emotional: frustriert, aufgebracht Kognitiv: schlechtes Gewissen
K: Kontingenz	Dieses Verhalten hat sich bereits mehrfach subjektiv bewährt (Tendenz zur Regelmäßigkeit)
C: K(C)onsequenz	Langfristig: erschwert die Fettabnahme, Entfernung von Ziel, Unzufriedenheit Kurzfristig: entspannter, abgelenkt von Stress, ausblenden des Alltags

2.4 Stufe 3: Options

a) Anhand des SORK Schemas lässt sich ebenso eine mögliche, positive Verhaltensänderung darstellen. Diese Veränderung kann an drei Stellen erfolgen, beim Stimulus, dem Organismus oder der Reaktion. Das folglich dargestellte Beispiel bezieht sich auf die Verhaltensanalyse aus der vorigen Teilaufgabe.

Tab. 3: mögliche, positive Verhaltensänderung nach dem SORKC Schema bei Frau H. (eigene Darstellung)

Stimulus	**Verändern:** Süßigkeiten durch süßes Obst ersetzen **Vermeiden:** keine/weniger Süßigkeiten kaufen
Organismus	**Einstellung:** Ich bin meinem Naschdrang in manchen Situationen hilflos ausgeliefert **Erwartung/Essgewinne:** Wenn ich nasche, finde ich Trost, Entspannung **Motivation:** Ich will weniger naschen, damit ich mich deswegen nicht mehr schlecht fühle im Nachhinein **Wille:** Ich habe mich fest entschlossen mein Ziel zu erreichen **Bewertung:** Es ist in Ordnung hin und wieder auch mal zu Naschen
Reaktion	**Unterbrechen:** Anti-Stress-Rituale einbauen **Abschwächen:** nur kleine Portionen naschen
Konsequenz	Positive Verhaltensänderung belohnen -> Erfolgszettel sammeln, sich selbst etwas schenken, etc.

b) Anschließend an die Erarbeitung des momentanen Standpunktes der Klientin geht es um die Entwicklung möglichst vieler Alternativen für den weiteren Handlungsverlauf. Eine sehr gute Methode dafür ist das Brainstorming, welches im Beratungsprozess mit Frau H. zum Einsatz kam. Die Regeln dabei waren recht simpel, es gilt: Jeder Einfall ist wichtig und jede Kritik wird zurückgestellt. Nachdem Frau H. selbstständig reichlich Ideen gesammelt hatte, ging es im nächsten Schritt um die Negation und das Setzen von Prioritäten. Folglich wurden weniger geeignete Ideen aussortiert und die passenderen hervorgehoben. Ebenfalls galt es die jeweiligen Maßnahmen zu überprüfen, was die einzelnen

Vor- und Nachteile anbelangt. So fand eine Prüfung auf die Umsetzbarkeit, Konsequenzen, Wirksamkeit und den Aufwand in Relation zu dem jeweiligen Nutzen statt.

Schlussendlich wurden drei Maßnahmen festgehalten, auf welche sich Frau H. erstmal konzentrieren wird. Dabei handelt es sich einmal um bewussteres Einkaufen, wobei überwiegend auf eine ausgewogene Ernährung zu achten ist und weniger Süßigkeiten gekauft werden sollen, damit es erst gar nicht zum übermäßigen Konsum davon kommen kann. Darüber hinaus möchte Frau H. neben ihrer sportlichen Aktivität im Fitnessstudio zusätzlich mehr Bewegung in ihren Alltag integrieren, indem sie drei-vier-Mal pro Woche spazieren geht. Dies möchte sie zusammen mit ihrer Schwester in Angriff nehmen. Eine weitere Maßnahme wird es sein mehr zu trinken. Da Frau H. bewusst ist, dass sie zu wenig Flüssigkeit zu sich nimmt, möchte sie sich hier als Unterstützung eine App auf ihr Smartphone laden, welche sie nicht nur daran erinnert regelmäßig zu trinken, sondern auch ihren Flüssigkeitskonsum über den Tag bewacht und trackt.

Tab. 4: Maßnahmenplan zu Options für Frau H. (eigene Darstellung)

Maßnahmen / Kriterien	Umsetzbarkeit	Konsequenzen	Wirksamkeit	Kosten & Nutzen	Durchschnitt
Bewusst einkaufen	3	2	2	2	2,25
3-4x/Woche spazieren	3	1	2	1	1,75
Mehr trinken (2-3l/Tag)	1	1	2	1	1,25

c) Basierend auf der sozial kognitiven Theorie von Bandura ist der Mensch durchaus in der Lage eine gewisse Kontrolle über sein Verhalten auszuüben. Orientiert wird sich dabei am Modelllernen, wobei die Personen ihr eigenes Verhalten abändern, angesichts der Beobachtung des Verhaltens einer anderen Person und welches demnach in Richtung dieses beobachtbaren Verhaltens tendiert. Anhand dessen kann bei der Klientin Frau H. beispielsweise das Einkaufen und Zubereiten von Nahrungsmitteln gefördert werden. Sie könnte sich zum einen bei einer Ernährungsberaterin Tipps und Tricks einholen, welche zum Beispiel auch Einkaufslisten und Rezepte beinhalten. Ebenso wäre es von Vorteil einen Kochkurs zu besuchen, am besten zusammen mit ihrer Schwester oder Mutter. Damit sie nicht nur Sachen vorgeschrieben bekommt und neben dem Beobachten auch selbst tätig wird, wodurch sich die gewünschten gesundheitsfördernden Verhaltensweisen besser etablieren. Die Vorteile hier wären somit das Erlernen neuer Rezepte und Ideen für die Umsetzung im eigenen Haushalt, sowie die richtige Handhabung von Lebensmitteln, insbesondere der frischen und gesunden Sorte. Auch werden durch das Kochen in einer Gemeinschaft nicht nur neue soziale Beziehungen geknüpft, sondern ebenso die komplette kognitive Erwartungshaltung für diesen Bereich verbessert. So empfindet Frau H. dadurch mehr Freude am Kochen und lernt es mehr zu schätzen, welches wiederum darin resultiert die erlernten Ideen daheim gewissenhafter umzusetzen.

2.5 Stufe 4: What

In der letzten Stufe der Beratungssitzung nach dem GROW-Modell geht es um die Erstellung eines Aktionsplans (siehe Tab.5). Hierbei wird sich an den Maßnahmen aus dem vorigen Schritt „Options" orientiert.

Tab. 5: Aktionsplan für Frau H. (eigene Darstellung)

Was?	Wer?	Wann?	Wie? (Vorbereitungen)
Bewusst einkaufen	Ich, Mutter	Kommender Montag	Liste ausarbeiten, Mutter Bescheid geben, Infos aus Kochbüchern/Internet/Kochkurs/etc.
3-4x/Woche spazieren	Ich, Schwester	Abends zwischen 18-19 Uhr	Zeit planen/freinehmen, Schwester Bescheid geben
Mehr trinken	Ich	Morgens nach dem Aufstehen, bei	App runterladen zum tracken und erinnern, Wasserflaschen für unterwegs

		jedem Essen, „nebenher"	

Als Unterstützung zur Erarbeitung dieser Stufe wurde die Klientin mitunter gefragt was sie tun wird. Sie kam zum Entschluss ihre Familie in ihre Pläne einzuweihen, damit es ihr unteranderem leichter fallen wird sich an ihre Ziele zu halten. So wird ihre Mutter sie beim bewussten Einkaufen unterstützen und ihre Schwester leistet ihr bei ihren Spaziergängen motivierende Gesellschaft. Auch kam Frau H. auf die Idee sich eine App zuzulegen, die sie regelmäßig daran erinnert genug Wasser zu trinken. Auf die Frage wann sie all dies tun wird, war sie fest entschlossen gleich nach der Sitzung allen Bescheid zu geben und ihren Aktionsplan in die Wege zu leiten.

2.6 Ergänzende Stufe: Gap

In dieser ergänzenden fünften Stufe wird evaluiert inwiefern die Klientin ihrem Ziel nähergekommen ist und auf welche Schwierigkeiten sie dabei eventuell gestoßen ist. So gab Frau H. an, dass sie keinerlei Probleme hatte die Maßnahme mehr zu trinken umzusetzen. Durch ihre hilfreiche App war es relativ einfach für sie regelmäßig zu trinken und nun hat sich auch von selbst aus bei ihr das Bedürfnis Flüssigkeit zu sich zu nehmen verstärkt. In Anbetracht des Vorhabens drei-vier-Mal die Woche zusammen mit ihrer Schwester spazieren zu gehen, erwies sich dies als etwas schwieriger. Frau H. kommentierte, dass sie nach manchen Arbeits-/Schultagen zu erschöpft gewesen wäre um noch eine größere Runde spazieren zu gehen, sodass sie oft keine Motivation mehr übrighatte. Jedoch wurde dies überwiegend durch ihre Schwester kompensiert, welche sie dazu brachte doch noch Energie zu sammeln und ihren gemeinsamen Abendspaziergang durchzuziehen. Dennoch war dieses Ziel etwas zu hochgesteckt für den Anfang, weshalb es vorläufig auf zwei-drei-Mal die Woche reduziert wird. Die meisten Probleme, so gab Frau H. an, hatte sie mit dem bewussten Einkaufen. Aufgrund der Tatsache, dass in den meisten Fällen nur ihre Mutter zum Einkaufen kam und sie sich selbst nicht beteiligen konnte, erzielte sie in dieser Hinsicht kaum Fortschritte. Als möglicher Lösungsansatz könnte Frau H. sich nochmal explizit mit ihrer Mutter zusammensetzen und sich austauschen, so könnte sie beispielsweise die Einkauflisten selbst anfertigen und ihrer Mutter mitgeben, wenn sie bereits weiß, dass sie es nicht schaffen wird dazu zu kommen.

2.7 Maßnahmenplan zum Verhaltenstraining

Ein wichtiger Bestandteil zur Zielerreichung des Klienten bietet das Verhaltenstraining. In der nachfolgenden Tabelle werden drei Maßnahmen für ein mögliches Verhaltenstraining aufgeführt.

Tab. 6: Maßnahmenplan zum Verhaltenstraining für Frau H. (eigene Darstellung)

Maßnahme	Was genau?	Wann/wie oft?
Kognitive Umstrukturierung	Positive Selbstgespräche	Täglich, direkt nach dem Aufstehen, vor dem Schlafen
Verhaltensanalyse	Eigene Erfahrungen, Gewohnheiten und Einstellungen analysieren und bewerten	wöchentlich
Verstärken des neuen Verhaltens	Belohnung für erreichte Ziele, Protokolle für Ernährung und Bewegung	Nach Erreichen eines Ziels, eine Art Tagebuch führen

Die erste Maßnahme für Frau H. stellt eine kognitive Umstrukturierung dar. So wird es ihre Aufgabe sein, täglich positive Selbstgespräche zu führen und dabei negative Gedanken durch realistische, positive Gedanken zu ersetzen. Eine weitere Maßnahme wird durch die Analyse des eigenen Verhaltens erzielt. Beispielsweise lassen sich hier eigene Erfahrungen, Gewohnheiten und Einstellungen über die Woche hinwegdokumentieren, um sie dann anschließend zu analysieren, wodurch das eigene Verhalten nochmal bewusster vor Augen geführt wird. Als dritte und letzte Maßnahme zum Verhaltenstraining findet sich die Verstärkung des neuerlernten Verhaltens. Dies kann unter anderem durch das Belohnen für erreichte Ziele erfolgen oder auch durch das Protokollieren von dem eigenen Ernährungs- und Bewegungsverhalten erreicht werden.

2.8 Maßnahmenplan zur Rückfallprophylaxe

Zur Verbesserung der Langzeiteffekte und zur Aufrechterhaltung des erwünschten Verhaltens dient die Rückfallprophylaxe als wichtiges Element des Beratungsprozesses. In folgender Tabelle werden drei Beispiele aufgeführt.

Tab. 7: Maßnahmenplan zur Rückfallprophylaxe (eigene Darstellung)

Zu Beginn der Beratung	Während der Beratung	Nach der Beratung
Aktive Entscheidung herbeiführen	Selbstverstärkung	Nachsorge per Telefon oder E-Mail
Realistische Ziele setzen	Stressmanagement	Folgetreffen
Aufklärung: Rückfälle gehören zum Prozess der Veränderung	Umgang mit Risikosituationen einüben	Soziale Unterstützung

3 Literaturverzeichnis

Fuchshuber, A. (2009). *Der Einfluss von Coaching auf die Sportaktivität. Schriften aus der Fakultät Humanwissenschaften der Otto-Friedrich-Universität.* Bamberg: University of Bamberg Press.

Das GROW – Coaching Modell. (2020, April 3). *CoachHub.* Zugriff am 28.3.2022. Verfügbar unter: https://www.coachhub.com/de/blog/das-grow-coaching-modell/

GROW: Entwickelnde Fragen stellen und Wachstum ermöglichen. (2021, März 20). . Zugriff am 28.3.2022. Verfügbar unter: https://www.beyourproject.de/entwickelnde-fragen-stellen-und-wachstum-ermoeglichen

GROW-Modell | Definition und Erklärung. (o. J.). . Zugriff am 28.3.2022. Verfügbar unter: https://www.academyofsports.de/de/lexikon/grow-modell/

4 Tabellenverzeichnis

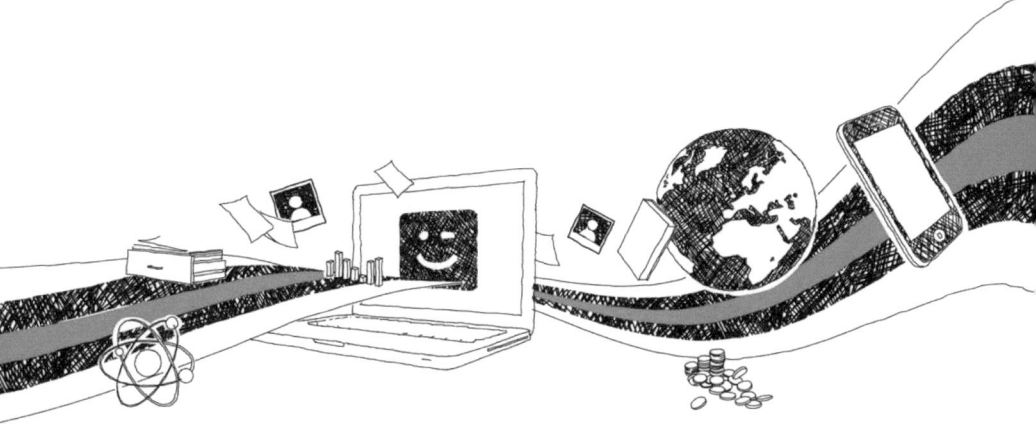
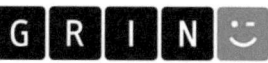